VIVRE SANS GLUTEN

Explications, Astuces & Recettes

ISBN : 9798390160091

Ecrit par

FABIEN BEAR

Edition 2023

SOMMAIRE

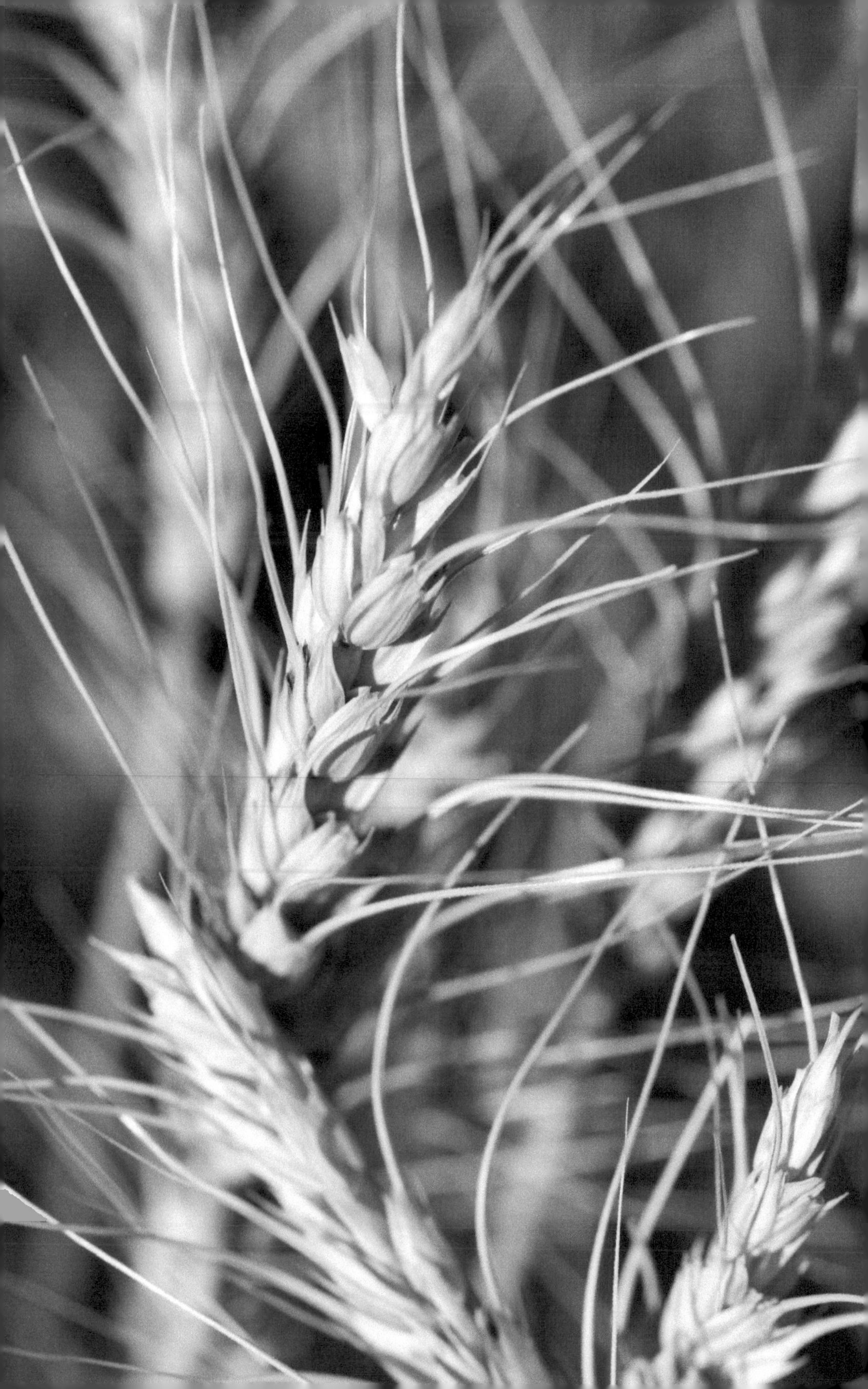

INTRODUCTION

Vous cherchez à améliorer votre alimentation et à adopter un mode de vie plus sain ? Vous êtes peut-être curieux de découvrir comment le régime sans gluten peut vous aider à atteindre cet objectif. Que vous soyez intolérant au gluten, atteint de la maladie cœliaque ou simplement à la recherche d'un régime alimentaire plus sain, ce livre vous guidera à travers les bases de l'alimentation sans gluten.

Vous découvrirez dans ce livre comment identifier les aliments contenant du gluten, comment préparer des repas sans gluten et comment faire des choix alimentaires sains et délicieux. Nous aborderons également des sujets tels que les maladies liées à l'intolérance au gluten. Vous apprendrez à surmonter le défi d'une vie sans gluten tout en comprenant les avantages de ce régime.

J'espère que ce livre vous guidera dans votre nouveau régime alimentaire et vous permettra de comprendre tout ce qui se joue autour de cette protéine.

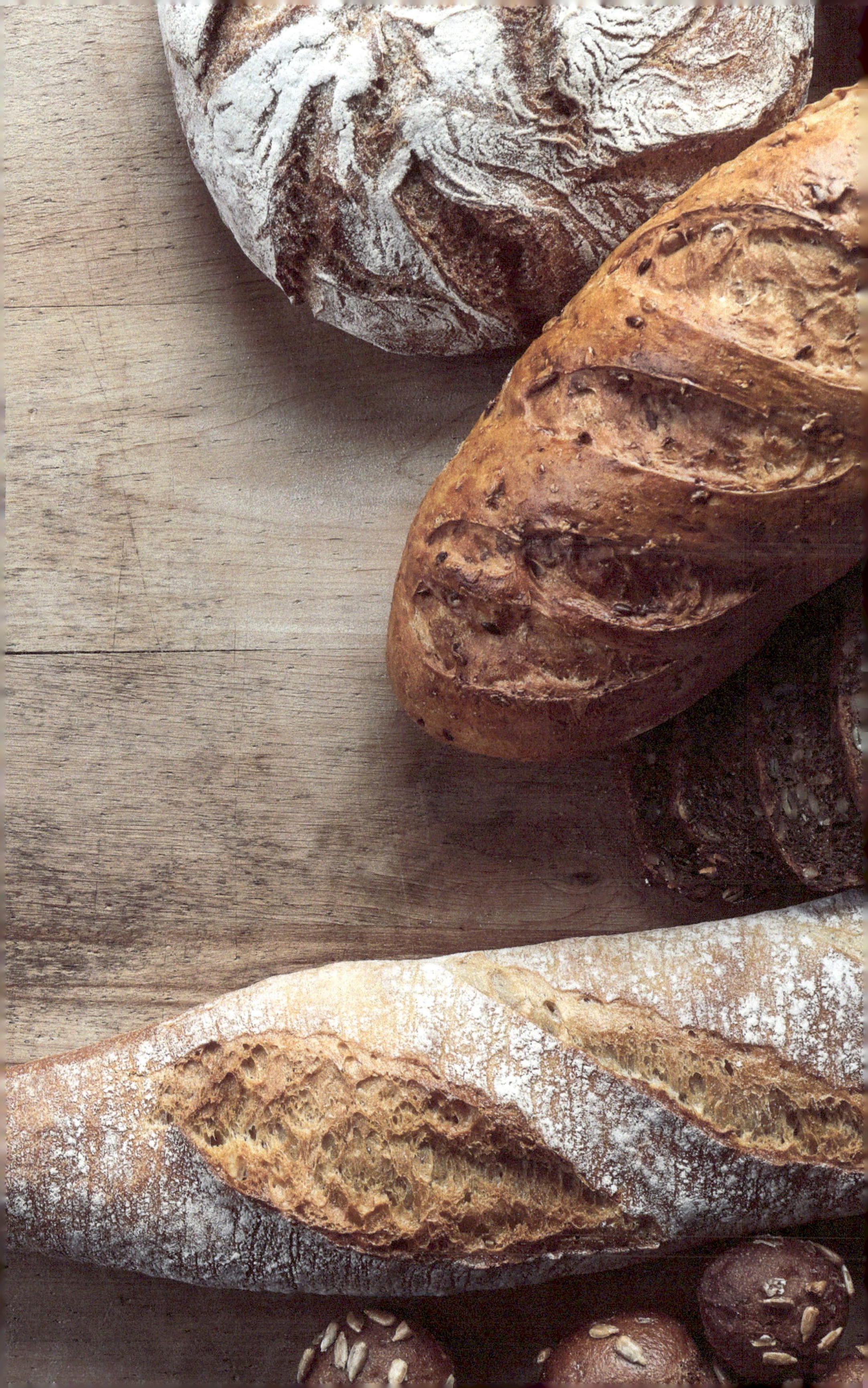

LE GLUTEN

Le gluten est une protéine qui se trouve naturellement dans les céréales telles que le blé, l'orge, le seigle, l'épeautre et le kamut. Cette protéine est responsable de la texture élastique et de la structure de nombreux aliments transformés, tels que le pain, les pâtes, les biscuits, les céréales et les pizzas.

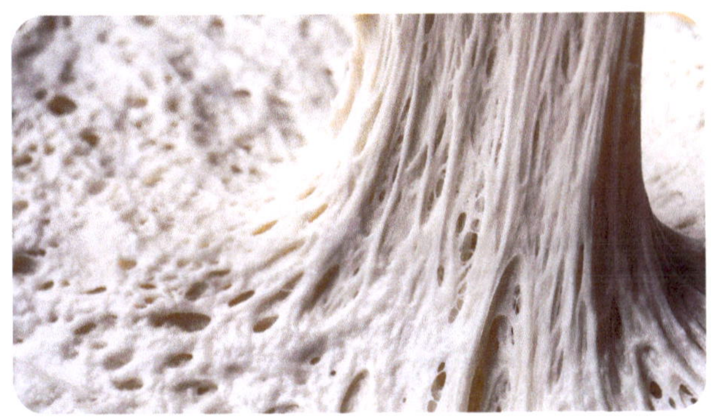

Il se compose de deux protéines principales : la glutenine et la gliadine.

- La gliadine est une protéine soluble dans l'eau et est responsable de l'élasticité de la pâte. Elle est constituée de plusieurs types de sous-unités de protéines, dont certaines sont associées à la maladie cœliaque - une maladie auto-immune qui affecte environ 1% de la population et qui se caractérise par une intolérance permanente au gluten.

- La glutenine, quant à elle, est une protéine insoluble dans l'eau et est responsable de la viscosité de la pâte. Elle est constituée de deux types de sous-unités de protéines: les sous-unités à haut poids moléculaire (HMW-GS) et les sous-unités à bas poids moléculaire (LMW-GS). Les sous-unités HMW-GS sont importantes pour la qualité de la farine et la capacité de la pâte à lever, tandis que les sous-unités LMW-GS sont importantes pour la stabilité de la pâte.

Le gluten est également utilisé comme ingrédient dans de nombreux autres aliments transformés, tels que les saucisses, les hamburgers, les sauces, les marinades, les soupes et les bouillons. Il peut également être utilisé comme liant pour les médicaments et les suppléments.

Si vous suivez un régime sans gluten, vous devez éviter tous les aliments comme le pain, les pâtes, les céréales, les gâteaux, les biscuits et les pizzas. Vous devrez également vérifier les étiquettes des aliments pour vous assurer qu'ils ne contiennent pas de gluten caché, car le gluten peut également être présent dans les sauces, les marinades, les soupes et les bouillons.

'LES DIFFÉRENTS TYPES DE GLUTEN

Il existe plusieurs types de gluten, chacun ayant un impact différent sur la santé.

- Le blé, qui est l'une des principales sources de gluten, contient de la glutenine et la gliadine. La gliadine déclenche une réponse immunitaire dans le corps, ce qui peut endommager la muqueuse intestinale et empêcher l'absorption des nutriments *(voir chapitre 2)*

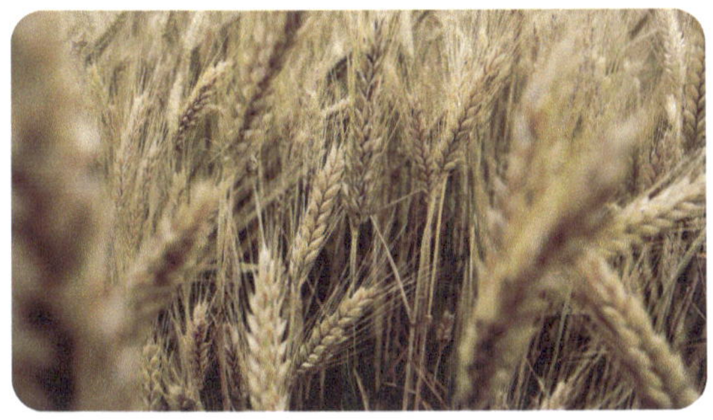

- L'orge contient également de la gliadine, ainsi que de l'hordeine, une autre protéine qui peut provoquer une réponse immunitaire chez les personnes atteintes de la maladie cœliaque.

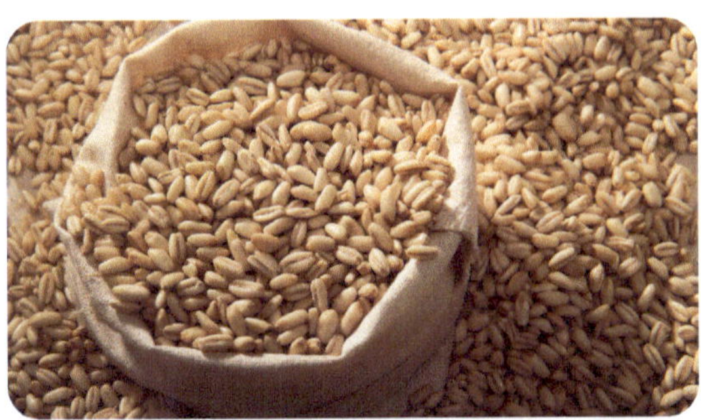

- Le seigle contient une protéine de gluten appelée sécaline, qui peut également causer des problèmes de santé chez les personnes atteintes de la maladie cœliaque.

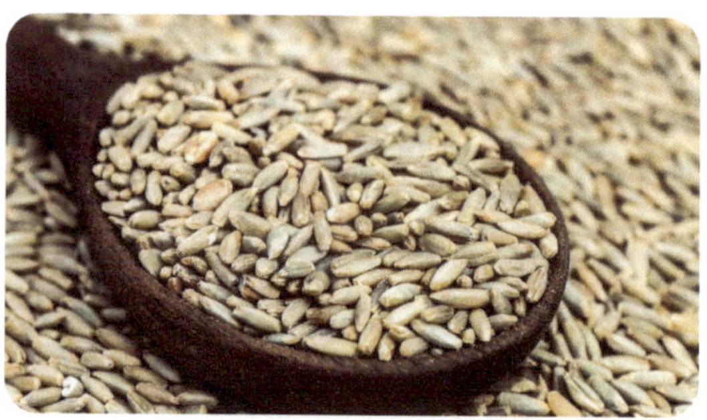

- L'épeautre, quant à lui, contient à la fois de la glutenine et de la gliadine, ce qui le rend également nocif pour les personnes atteintes de la maladie cœliaque.

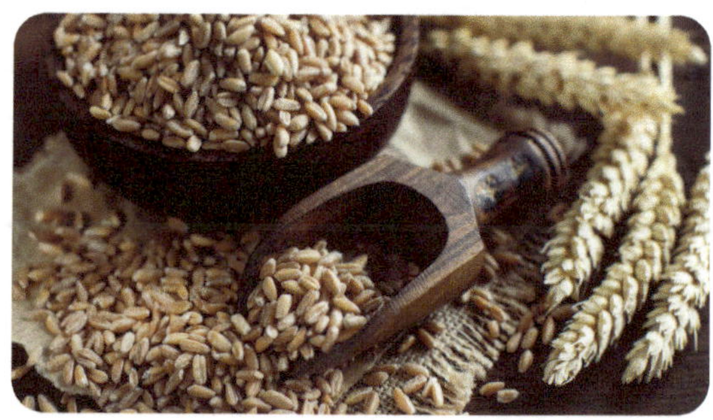

- Le kamut est un type de blé ancien qui contient à la fois de la glutenine et de la gliadine, mais dans des proportions différentes de celles du blé ordinaire. Certaines personnes atteintes de la maladie cœliaque peuvent tolérer le kamut en petites quantités, mais il est généralement considéré comme une source de gluten et doit être évité.

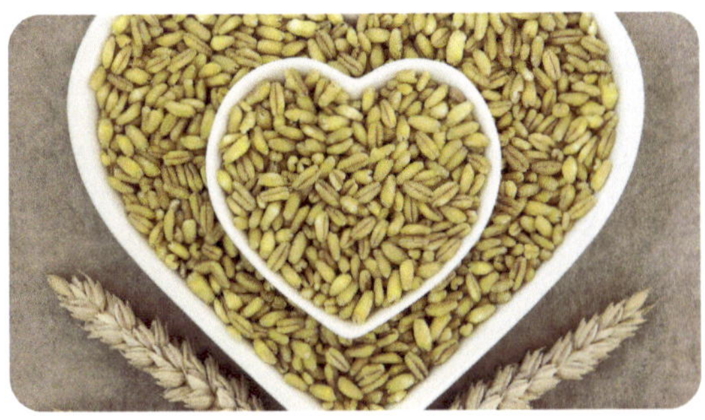

Pour les personnes qui ne souffrent pas de la maladie cœliaque mais qui sont sensibles au gluten, les différents types de gluten peuvent avoir des effets différents sur leur santé. Certaines études ont suggéré que la consommation de gluten peut être associée à des problèmes de digestion, d'inflammation et de fatigue chez certaines personnes, bien que les mécanismes exacts ne soient pas encore bien compris.

LES ALIMENTS À ÉVITER

Lorsque vous suivez un régime sans gluten, il est important d'éviter tous les aliments qui contiennent du gluten ou qui ont été contaminés par le gluten.

Voici quelques-uns des aliments à éviter :

- Le pain, les pâtes, les gâteaux, les biscuits, les céréales et toutes les autres sources de blé, d'orge, de seigle, d'épeautre et de kamut.

- Les produits de boulangerie, les pizzas, les quiches et les tartes à base de pâte feuilletée ou brisée, qui contiennent souvent du blé.

- Les soupes et les sauces à base de roux, qui sont souvent épaissies avec de la farine de blé.

- Les produits à base de malt, comme la bière, le vinaigre de malt et certains édulcorants.

- Les aliments transformés qui contiennent des ingrédients cachés contenant du gluten, tels que la sauce soja, la levure alimentaire, le caramel et le maltodextrine.

- Les aliments frits qui peuvent être contaminés par le gluten, comme les beignets et les frites.

- Les aliments marinés ou en conserve qui contiennent de l'amidon modifié, qui peut être dérivé du blé.

- Les compléments alimentaires et les médicaments qui peuvent contenir du gluten.

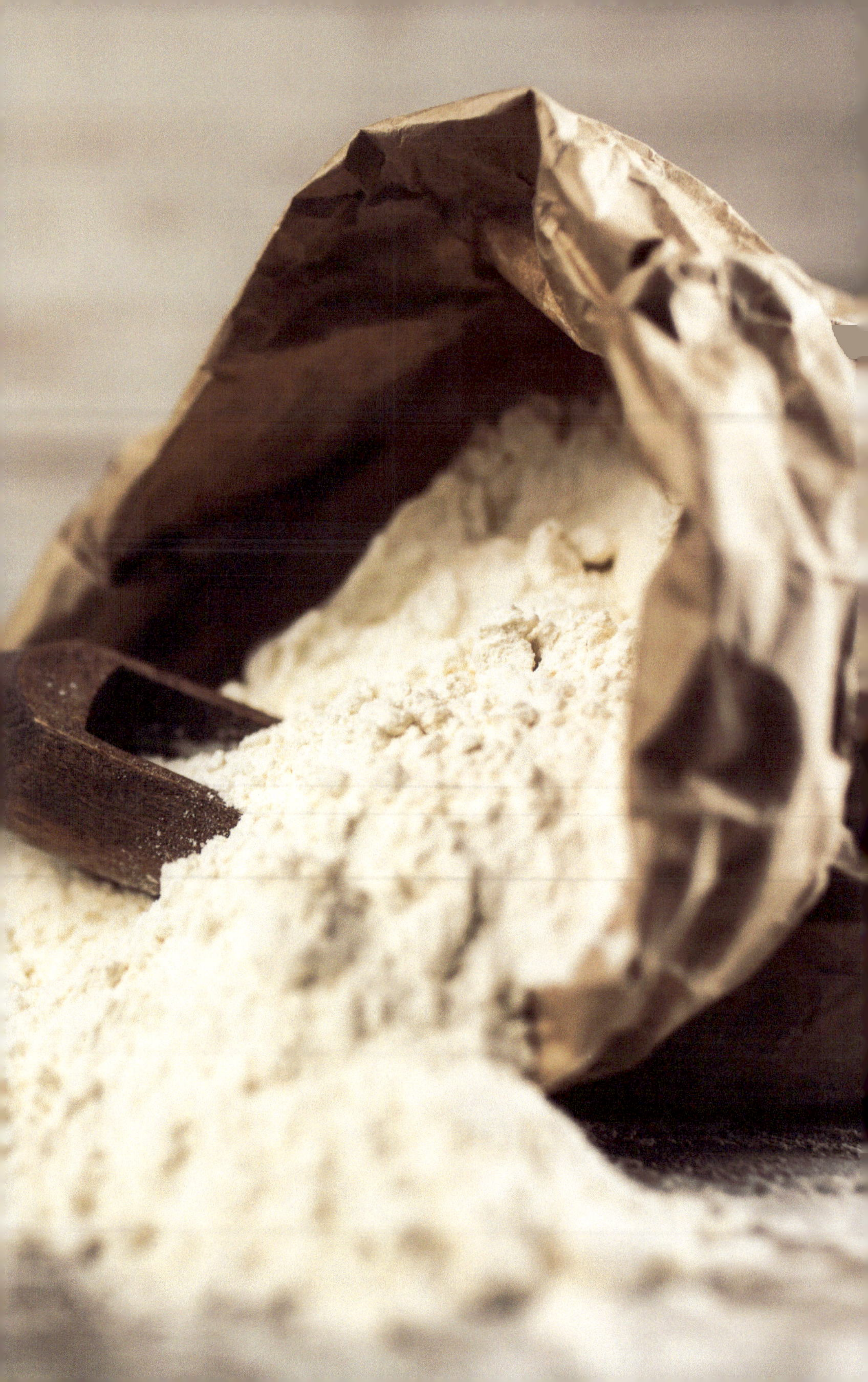

INTOLÉRANCE & MALADIE

LA MALADIE DE CŒLIAQUE

La maladie cœliaque est une maladie auto-immune dans laquelle le système immunitaire de l'organisme réagit au gluten et provoque des lésions dans l'intestin grêle.

Les symptômes peuvent varier considérablement d'une personne à l'autre, mais peuvent inclure :

- Diarrhée
- Ballonnements
- Douleurs abdominales
- Perte de poids
- Fatigue
- Anémie
- Irritabilité
- Dépression
- Anxiété
- Ostéoporose

Si elle n'est pas traitée, la maladie cœliaque peut causer des complications graves, telles que des carences nutritionnelles, une infertilité et même un cancer.

Le seul traitement efficace est un régime strict sans gluten.

L'INTOLÉRANCE AU GLUTEN

L'intolérance au gluten est une réaction négative à la consommation de gluten qui ne provoque pas de lésions dans l'intestin grêle.

Les symptômes peuvent inclure :
- Maux de tête
- Fatigue
- Douleurs articulaires
- Ballonnements
- Diarrhée ou constipation
- Peau sèche
- Éruptions cutanées
- Problèmes de concentration
- Problèmes de mémoire
-

Le seul traitement pour l'intolérance au gluten est également un régime sans gluten strict.

Il est important de noter que la maladie cœliaque et l'intolérance au gluten ne sont pas les seules raisons pour lesquelles certaines personnes peuvent avoir besoin de suivre un régime sans gluten. D'autres conditions, telles que la sensibilité au gluten non cœliaque et la dermatite herpétiforme, peuvent également nécessiter un régime sans gluten strict.

LES DIFFÉRENTS TYPE DE GLUTEN

- Gliadine : La gliadine est une des deux protéines principales du gluten, et est particulièrement associée à la maladie cœliaque, une maladie auto-immune caractérisée par une intolérance permanente au gluten. La gliadine est résistante aux enzymes digestives de l'intestin grêle et peut être fragmentée en peptides de différentes tailles. Certains de ces peptides contiennent des motifs spécifiques (épitopes) qui peuvent être reconnus par les cellules immunitaires et déclencher une réponse immunitaire nocive chez les personnes atteintes de la maladie cœliaque. Ces épitopes sont spécifiques à la gliadine et ne se trouvent pas dans les autres protéines du gluten. La réponse immunitaire qui en découle provoque une inflammation et des dommages à la muqueuse de l'intestin grêle, ce qui entraîne des symptômes tels que des douleurs abdominales, des diarrhées et une mauvaise absorption des nutriments.

- Glutenine : La glutenine est la deuxième protéine principale du gluten et contribue à la structure du gluten. Bien qu'elle ne soit pas directement associée à la maladie cœliaque, elle peut être responsable de la sensibilité au gluten non cœliaque chez certaines personnes. Cette sensibilité peut être déclenchée par des peptides de la glutenine qui peuvent également être résistants aux enzymes digestives et provoquer une inflammation dans l'intestin grêle chez certaines personnes.

Les symptômes associés à la sensibilité au gluten non cœliaque peuvent inclure des douleurs abdominales, des ballonnements, de la fatigue et des maux de tête.

- Sécaline : La sécaline est une protéine contenue dans le seigle et peut également déclencher une réponse immunitaire chez les personnes atteintes de la maladie cœliaque. Elle contient des motifs épitopiques similaires à ceux de la gliadine, qui peuvent être reconnus par les cellules immunitaires et déclencher une réponse immunitaire nocive. Les symptômes associés à la consommation de seigle peuvent être similaires à ceux du blé, et peuvent inclure des douleurs abdominales, des diarrhées et une mauvaise absorption des nutriments.

- Hordeine : L'hordeine est une protéine contenue dans l'orge, et comme la gliadine et la sécaline, elle peut également déclencher une réponse immunitaire chez les personnes atteintes de la maladie cœliaque. Elle contient également des motifs épitopiques similaires, qui peuvent être reconnus par les cellules immunitaires et déclencher une réponse immunitaire nocive. Les symptômes associés à la consommation d'orge peuvent être similaires à ceux des autres céréales contenant du gluten, et peuvent inclure des douleurs abdominales, des diarrhées et une mauvaise absorption des nutriments.

LES TESTS

Il existe plusieurs tests qui peuvent aider à diagnostiquer la maladie cœliaque et l'intolérance au gluten.

Ces tests comprennent :

- Test sanguin : Les tests sanguins mesurent les niveaux d'anticorps spécifiques au gluten dans le sang. Si les niveaux d'anticorps sont élevés, cela peut indiquer une réaction anormale au gluten et peut nécessiter d'autres tests.

- Biopsie de l'intestin grêle : Ce test consiste en une petite intervention chirurgicale dans laquelle un petit échantillon de tissu est prélevé de l'intestin grêle pour examen. Si des lésions sont présentes, cela peut indiquer la maladie cœliaque.

- Test de tolérance au gluten : Ce test consiste à suivre un régime sans gluten strict pendant plusieurs semaines, puis à consommer du gluten pour voir si des symptômes apparaissent. Si des symptômes apparaissent, cela peut indiquer une intolérance au gluten.

Il est important de noter que pour diagnostiquer avec certitude la maladie cœliaque et l'intolérance au gluten, il est important de parler à un professionnel de la santé et de subir les tests appropriés.

LES TRAITEMENTS

Le seul traitement pour la maladie cœliaque est de suivre un régime strict sans gluten.

Pour les personnes atteintes d'intolérance au gluten, le traitement peut être différent en fonction de la gravité des symptômes. Certaines personnes peuvent être en mesure de tolérer de petites quantités de gluten, tandis que d'autres doivent éviter complètement le gluten.

Il existe également des suppléments enzymatiques qui peuvent aider à décomposer le gluten dans l'intestin pour les personnes atteintes d'intolérance au gluten. Cependant, il est important de noter que ces suppléments ne sont pas un substitut à un régime strict sans gluten et ne sont pas recommandés pour les personnes atteintes de la maladie cœliaque.

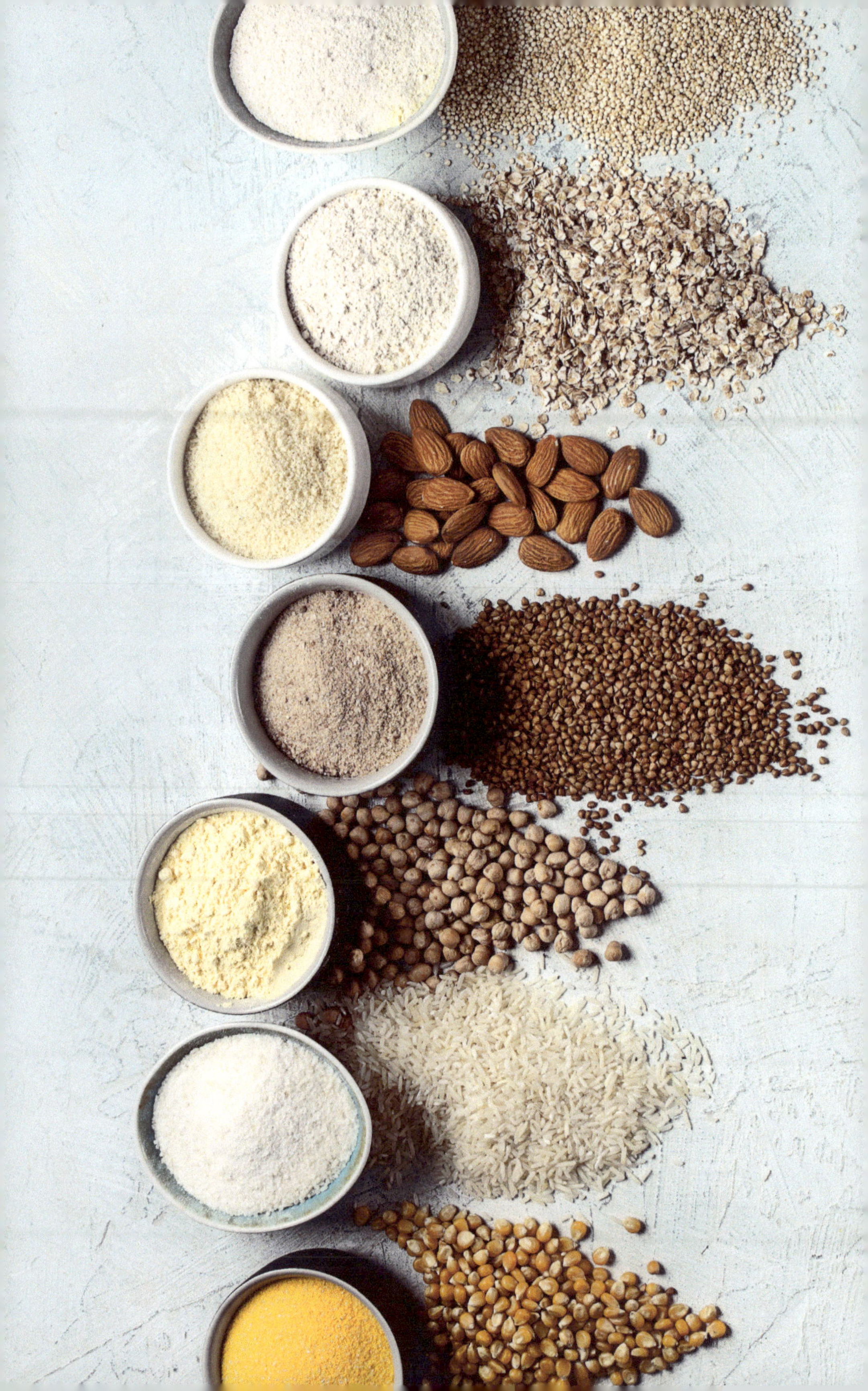

LES AVANTAGES

De plus en plus de personnes choisissent de suivre un régime sans gluten, même si elles n'ont pas de maladie cœliaque ou d'intolérance au gluten.

Voici quelques-uns des avantages pour la santé du sans gluten :

Réduction des symptômes digestifs

De nombreux symptômes digestifs tels que ballonnements, diarrhée, douleurs abdominales et constipation sont souvent associés à la consommation de gluten chez les personnes atteintes de la maladie cœliaque ou d'intolérance au gluten. En évitant le gluten, ces symptômes peuvent diminuer ou même disparaître complètement.

Amélioration de la santé intestinale

Le gluten peut endommager la paroi intestinale chez les personnes atteintes de la maladie cœliaque, entraînant des problèmes d'absorption des nutriments. En évitant le gluten, la paroi intestinale peut guérir et l'absorption des nutriments peut s'améliorer.

Augmentation de l'énergie

Certains adeptes du sans gluten ont signalé une augmentation de leur niveau d'énergie après avoir éliminé le gluten de leur alimentation. Cela peut être dû à une meilleure digestion et absorption des nutriments, ainsi qu'à une réduction des symptômes tels que la fatigue et la somnolence.

Perte de poids

Le sans gluten peut également aider à la perte de poids. Les aliments sans gluten sont souvent plus sains, riches en fibres et en nutriments et contiennent souvent moins de calories que les aliments à base de gluten. Cependant, il est important de noter que suivre un régime sans gluten ne garantit pas la perte de poids, car cela dépend également de la quantité et du type d'aliments consommés.

Réduction de l'inflammation

Certains professionnels de la santé suggèrent que le gluten peut causer une inflammation dans le corps, ce qui peut être un facteur contribuant à de nombreux problèmes de santé. En évitant le gluten, certains adeptes du sans gluten ont signalé une réduction de l'inflammation et de la douleur chronique.

Cependant, il est important de noter que ces avantages ne s'appliquent pas à tout le monde et que certaines personnes peuvent avoir des réactions négatives en suivant un régime sans gluten sans consultation préalable d'un professionnel de la santé. Il est également important de noter que les aliments sans gluten peuvent contenir d'autres ingrédients malsains et doivent être choisis avec soin pour éviter tout effet néfaste sur la santé.

Pour les personnes atteintes de la maladie cœliaque ou d'intolérance au gluten, suivre un régime sans gluten est essentiel pour leur santé.

Voici quelques-uns des avantages pour la santé de suivre un régime sans gluten pour ces personnes :

Amélioration des symptômes

La première raison pour laquelle les personnes atteintes de la maladie cœliaque ou d'intolérance au gluten doivent suivre un régime sans gluten est de réduire les symptômes associés à ces affections. Les symptômes peuvent inclure des problèmes digestifs tels que des ballonnements, de la diarrhée, des douleurs abdominales et de la constipation, ainsi que des problèmes de peau, des douleurs articulaires et une fatigue chronique. En suivant un régime strict sans gluten, ces symptômes peuvent diminuer ou même disparaître complètement.

Prévention des complications à long terme

En plus de réduire les symptômes, suivre un régime sans gluten peut prévenir les complications à long terme associées à la maladie cœliaque, telles que la malabsorption des nutriments, l'ostéoporose, le cancer de l'intestin et les problèmes de fertilité. Pour les personnes atteintes d'intolérance au gluten, suivre un régime sans gluten peut également prévenir les complications associées à l'inflammation chronique causée par l'intolérance au gluten.

Amélioration de la qualité de vie

Suivre un régime sans gluten peut également améliorer la qualité de vie des personnes atteintes de la maladie cœliaque ou d'intolérance au gluten. En réduisant les symptômes et en prévenant les complications à long terme, les personnes atteintes de ces affections peuvent mieux profiter de la vie et se sentir plus en contrôle de leur santé.

Réduction des risques de contamination croisée

Les personnes atteintes de la maladie cœliaque ou d'intolérance au gluten doivent éviter même les plus petites quantités de gluten pour éviter les symptômes et les complications à long terme. Suivre un régime strict sans gluten peut être difficile, car le gluten est souvent présent dans des aliments inattendus.

En suivant un régime sans gluten, les personnes atteintes de ces affections peuvent réduire les risques de contamination croisée et assurer leur sécurité alimentaire.

En résumé, suivre un régime sans gluten est essentiel pour les personnes atteintes de la maladie cœliaque ou d'intolérance au gluten. Cela peut aider à réduire les symptômes, à prévenir les complications à long terme et à améliorer la qualité de vie. Cependant, il est important de noter que les personnes atteintes de ces affections doivent consulter un professionnel de la santé avant de commencer un régime sans gluten et doivent être vigilantes quant aux risques

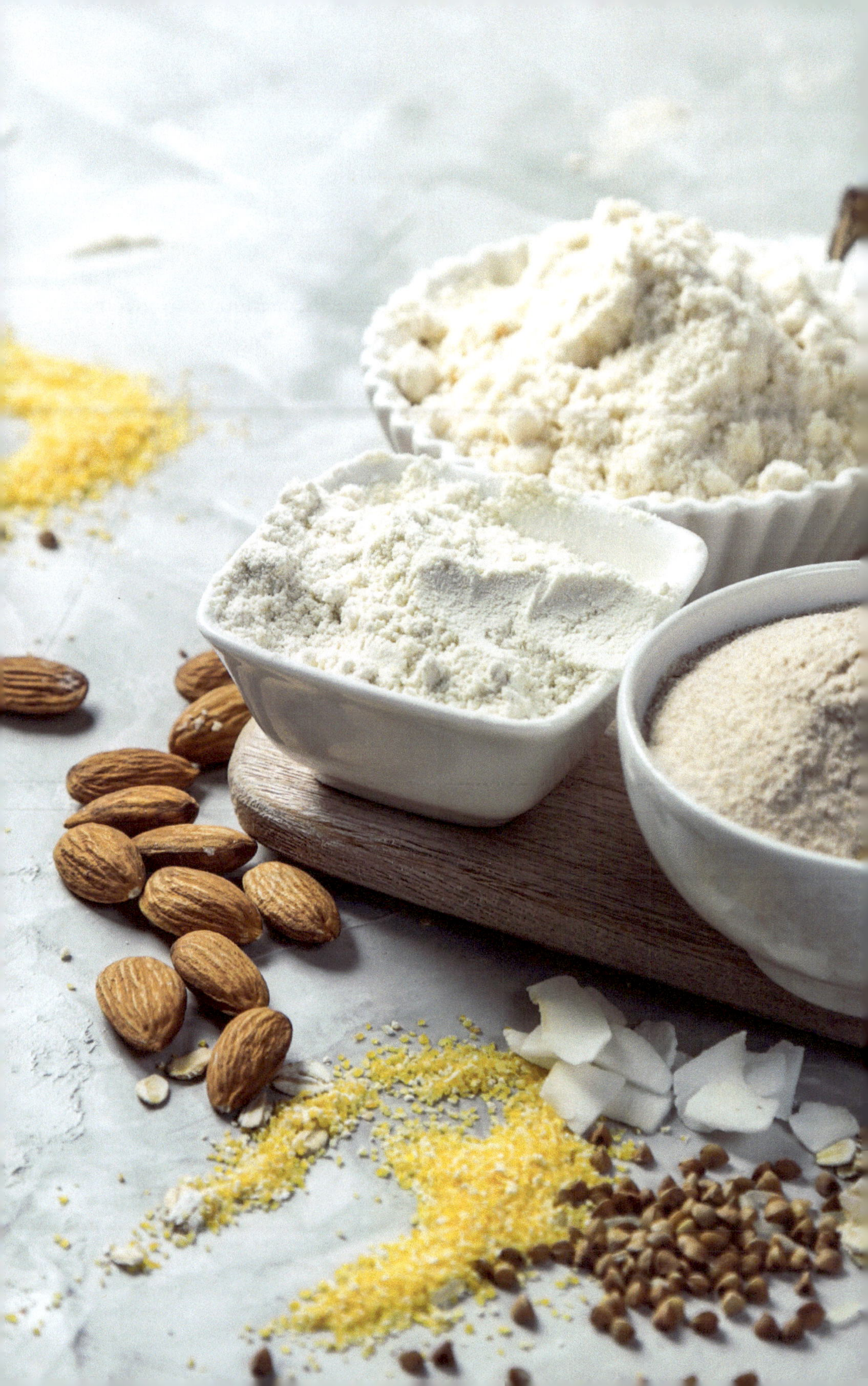

LES ALIMENTS

LES ALIMENTS A PRIVILEGIER

Lorsqu'on suit un régime sans gluten, il est important de se concentrer sur les aliments qui ne contiennent pas de gluten.

Voici une liste des aliments sans gluten à privilégier :

- Les fruits et légumes frais
- Les viandes, poissons et fruits de mer non panés et non marinés
- Les produits laitiers non aromatisés
- Les grains et féculents sans gluten, tels que le riz, le maïs, le quinoa, le sarrasin, le tapioca, le millet et l'amarante
- Les légumineuses, telles que les haricots, les lentilles et les pois chiches
- Les noix et graines non panées ni aromatisées
- Les huiles et les vinaigrettes sans gluten
- Les herbes et les épices non mélangées

Il est important de vérifier les étiquettes des aliments transformés pour s'assurer qu'ils ne contiennent pas de gluten caché. Les produits transformés courants qui peuvent contenir du gluten comprennent le pain, les pâtes, les biscuits, les céréales, la bière et les sauces.

De nombreux aliments sans gluten sont également disponibles dans les magasins spécialisés et les supermarchés.

LES ALTERNATIVES SANS GLUTEN

Pour les personnes suivant un régime sans gluten, il existe de nombreuses alternatives pour remplacer les aliments contenant du gluten.

Voici quelques exemples :

- Le pain sans gluten, qui peut être fabriqué à partir de farine de riz, de maïs, de quinoa, de sarrasin ou de pommes de terre
- Les pâtes sans gluten, qui sont souvent fabriquées à partir de farine de riz ou de maïs
- Les farines sans gluten, telles que la farine de riz, la farine de maïs, la farine de sarrasin, la farine de quinoa et la farine de châtaigne
- Les céréales sans gluten, telles que le riz, le quinoa, le sarrasin, le millet, l'amarante et le maïs soufflé
- Les biscuits et les gâteaux sans gluten, qui peuvent être fabriqués à partir de farine sans gluten, de sucre, d'œufs et d'huile végétale
- Les pizzas sans gluten, qui peuvent être préparées avec une pâte sans gluten ou une base à base de légumes comme le chou-fleur ou l'aubergine
- Les bières sans gluten, qui sont fabriquées à partir de céréales sans gluten telles que le riz, le maïs et le sarrasin

Il est important de noter que certaines alternatives sans gluten peuvent être moins nutritives que leurs homologues contenant du gluten. Par conséquent, il est essentiel de manger une variété d'aliments sains et de qualité pour garantir une alimentation équilibrée.

LES RECETTES SANS GLUTEN

Suivre un régime sans gluten ne signifie pas sacrifier le goût et la diversité dans l'alimentation. Voici quelques recettes sans gluten pour vous inspirer :

- Galettes de sarrasin : ces galettes sont préparées avec de la farine de sarrasin, de l'eau et du sel. Elles peuvent être garnies de différentes façons, telles que des légumes grillés, du fromage de chèvre et des herbes fraîches.
- Pâtes de courgette : ces pâtes sont préparées à partir de courgettes coupées en fines lamelles à l'aide d'un économe. Elles peuvent être cuites et accompagnées d'une sauce tomate maison, de fromage râpé et d'herbes fraîches.
- Chili végétarien : ce plat est préparé avec des légumes frais, des haricots rouges, des tomates en conserve et des épices. Il peut être servi avec du riz brun ou des tortillas de maïs.
- Brownies au chocolat : ces brownies sont préparés avec de la farine de riz, de la poudre de cacao, des œufs, du sucre et de l'huile de noix de coco. Ils sont riches en chocolat et en saveur.

- Tarte aux pommes : cette tarte est préparée avec une croûte sans gluten à base de farine de riz et de pommes de terre. La garniture est composée de pommes fraîches, de sucre, de cannelle et de jus de citron.

Il existe de nombreuses autres recettes sans gluten à découvrir et à expérimenter. De plus, de nombreuses ressources en ligne et livres de cuisine sont disponibles pour vous aider à trouver des idées de repas sans gluten.

DES IDÉES RECETTES

GALETTES DE SARRASIN

6 galettes

Ingrédients

- 250g de farine de sarrasin
- 2 oeufs
- 500ml d'eau
- une pincée de sel
- huile pour la poêle

Instructions

1. Dans un grand bol, mélanger la farine de sarrasin et le sel.
2. Ajouter les oeufs et mélanger avec un fouet.
3. Ajouter l'eau petit à petit en continuant de mélanger jusqu'à obtenir une pâte liquide et homogène.
4. Laisser reposer la pâte pendant environ 30 minutes.
5. Dans une grande poêle, faire chauffer un peu d'huile à feu moyen.
6. Verser une petite louche de pâte dans la poêle et étaler la pâte pour former une galette d'environ 15 cm de diamètre.
7. Faire cuire la galette pendant 1 à 2 minutes de chaque côté, jusqu'à ce qu'elle soit dorée.
8. Répéter l'opération jusqu'à ce que toute la pâte soit utilisée.
9. Servir chaud avec la garniture de votre choix, comme des oeufs brouillés, du jambon, du fromage ou des légumes.

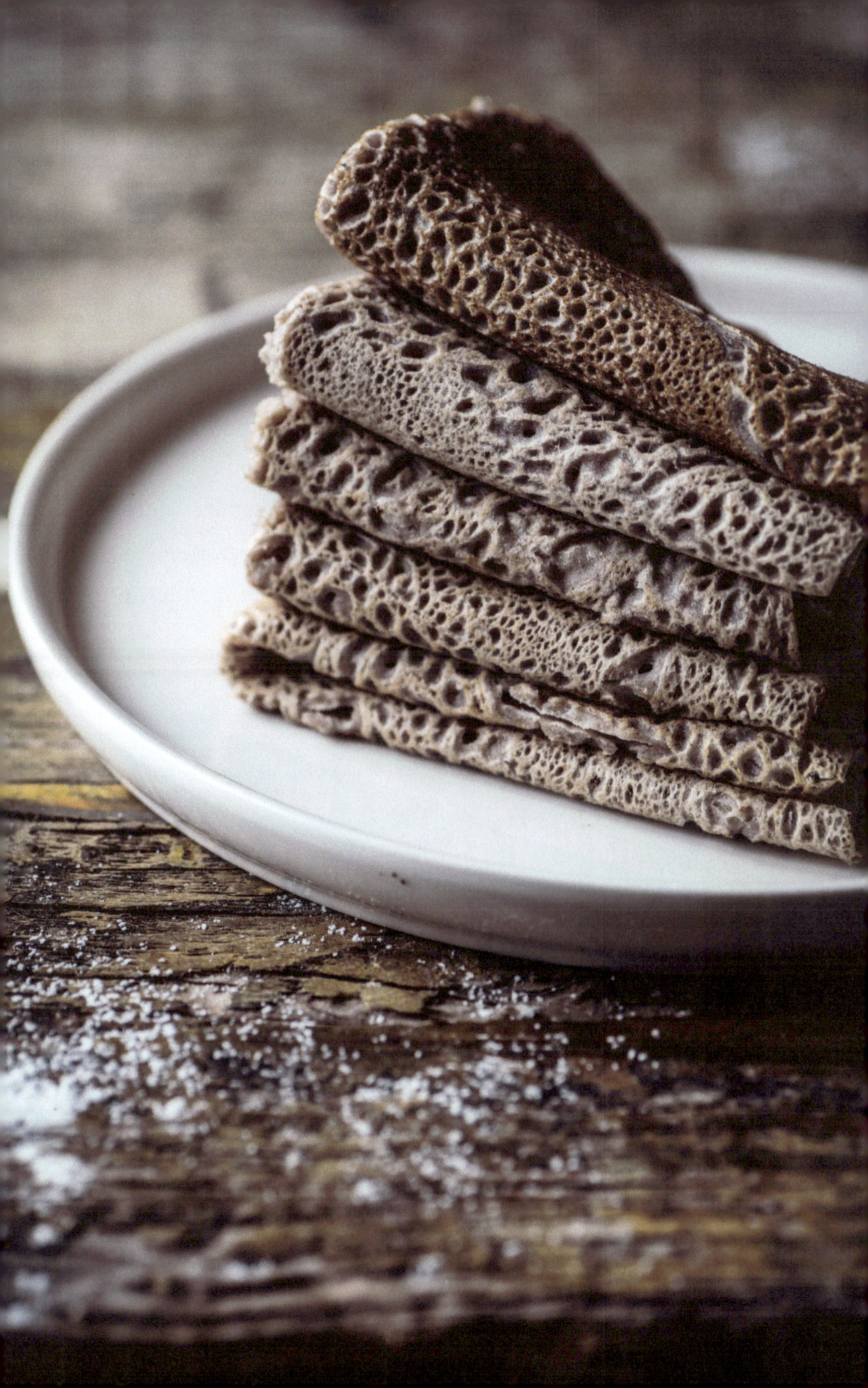

PÂTES DE COURGETTES 4 personnes

Ingrédients

- 2 à 3 courgettes moyennes
- 2 cuillères à soupe d'huile d'olive
- 2 gousses d'ail émincées
- Sel et poivre noir fraîchement moulu

Instructions

1. Laver les courgettes et couper les deux extrémités. Ensuite, utiliser un éplucheur pour couper les courgettes en fines lanières. Vous pouvez également utiliser une mandoline pour faciliter le processus.
2. Dans une grande poêle, faire chauffer l'huile d'olive à feu moyen.
3. Ajouter l'ail émincé et faire revenir pendant environ une minute, jusqu'à ce qu'il soit doré.
4. Ajouter les lanières de courgettes dans la poêle et mélanger pour bien enrober d'huile d'olive et d'ail.
5. Faire cuire les courgettes pendant environ 2 à 3 minutes, jusqu'à ce qu'elles soient tendres mais encore croquantes.
6. Retirer la poêle du feu et assaisonner les courgettes avec du sel et du poivre noir fraîchement moulu.
7. Servir chaud avec votre sauce préférée, comme une sauce tomate maison ou un pesto sans gluten.

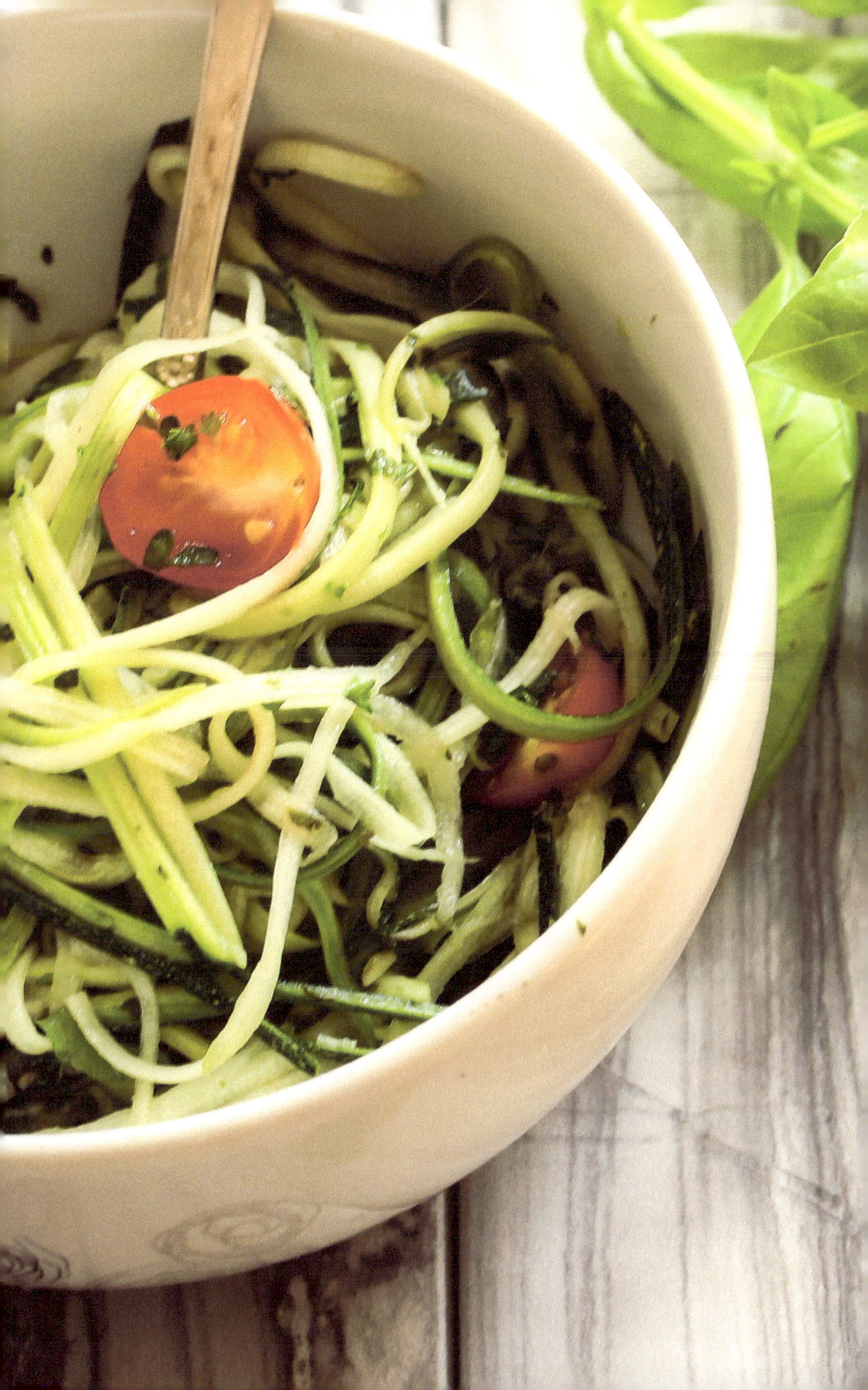

CHILI VÉGÉTARIEN 4 à 6 personnes

Ingrédients

- 1 oignon jaune haché
- 2 poivrons rouges hachés
- 3 gousses d'ail émincées
- 1 boîte de haricots noirs
- 1 boîte de haricots rouges
- Huile d'olive
- 1 boîte de tomates en dés
- 1 tasse de maïs surgelé
- 2 c. à soupe de poudre de chili
- 1 c. à café de cumin moulu
- 1/2 c. à café de paprika fumé
- Sel et poivre noir

Instructions

1. Dans une grande poêle, faire chauffer l'huile d'olive à feu moyen. Ajouter l'oignon haché et faire revenir pendant environ 2 à 3 minutes, jusqu'à ce qu'il soit translucide.

2. Ajouter les poivrons hachés et faire revenir pendant environ 3 à 4 minutes, jusqu'à ce qu'ils soient tendres.

3. Ajouter l'ail émincé et faire revenir pendant environ une minute, jusqu'à ce qu'il soit doré et parfumé.

4. Ajouter les haricots noirs et rouges, les tomates en dés et le maïs surgelé dans la poêle. Ajouter la poudre de chili, le cumin moulu et le paprika fumé. Mélanger le tout pour bien enrober les légumes et les épices.

5. Porter le mélange à ébullition, puis réduire le feu et laisser mijoter pendant environ 10 à 15 minutes, jusqu'à ce que les légumes soient tendres et que la sauce ait épaissi.

6. Assaisonner avec du sel et du poivre noir fraîchement moulu selon votre goût.

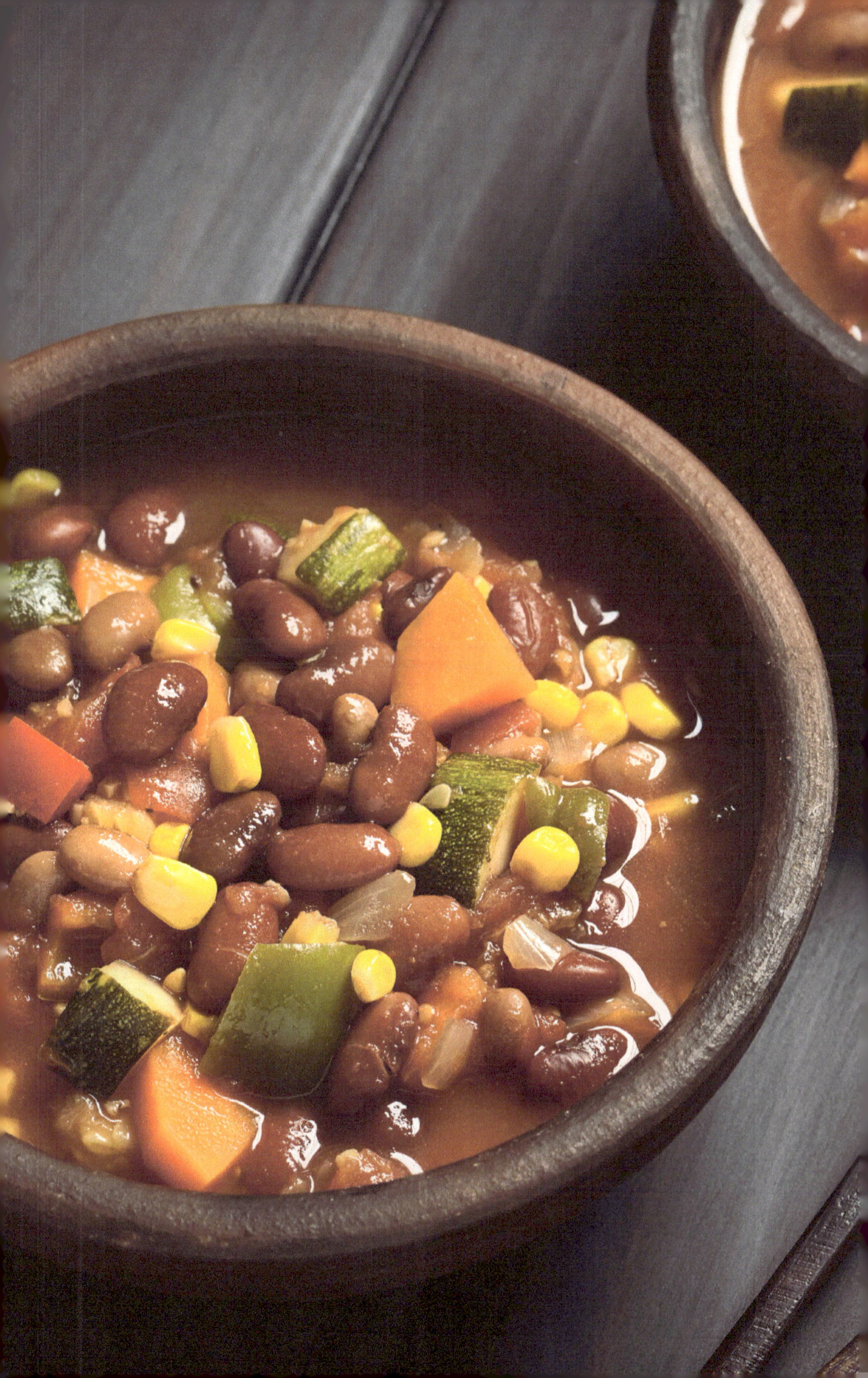

BROWNIE AU CHOCOLAT

Ingrédients

- 200g de chocolat noir à pâtisserie
- 120g de beurre non salé
- 200g de sucre en poudre
- 3 œufs
- 1 c. à café d'extrait de vanille
- 120g de farine de riz
- 50g de cacao en poudre non sucré
- 1/2 c. à café de sel
- 1/2 c. à café de levure chimique sans gluten

Instructions

1. Préchauffez le four à 180°C.
2. Faites fondre le chocolat et le beurre dans une casserole à feu doux, en remuant constamment jusqu'à ce que le mélange soit lisse et homogène. Retirez du feu et laissez refroidir légèrement.
3. Ajoutez le sucre en poudre, les œufs et l'extrait de vanille au mélange de chocolat fondu. Mélangez bien jusqu'à ce que la pâte soit lisse.
4. Dans un autre bol, mélangez la farine de riz, le cacao en poudre, le sel et la levure chimique. Ajoutez ce mélange sec au mélange de chocolat et mélangez bien jusqu'à ce que la pâte soit homogène.
5. Versez la pâte dans le moule graissé et lissez le dessus avec une spatule. Enfournez le moule au four préchauffé et faites cuire pendant environ 25-30 minutes, ou jusqu'à ce que le brownie soit cuit mais encore légèrement moelleux au centre.
6. Retirez le moule du four et laissez le brownie refroidir complètement avant de le couper en carrés et de le servir.

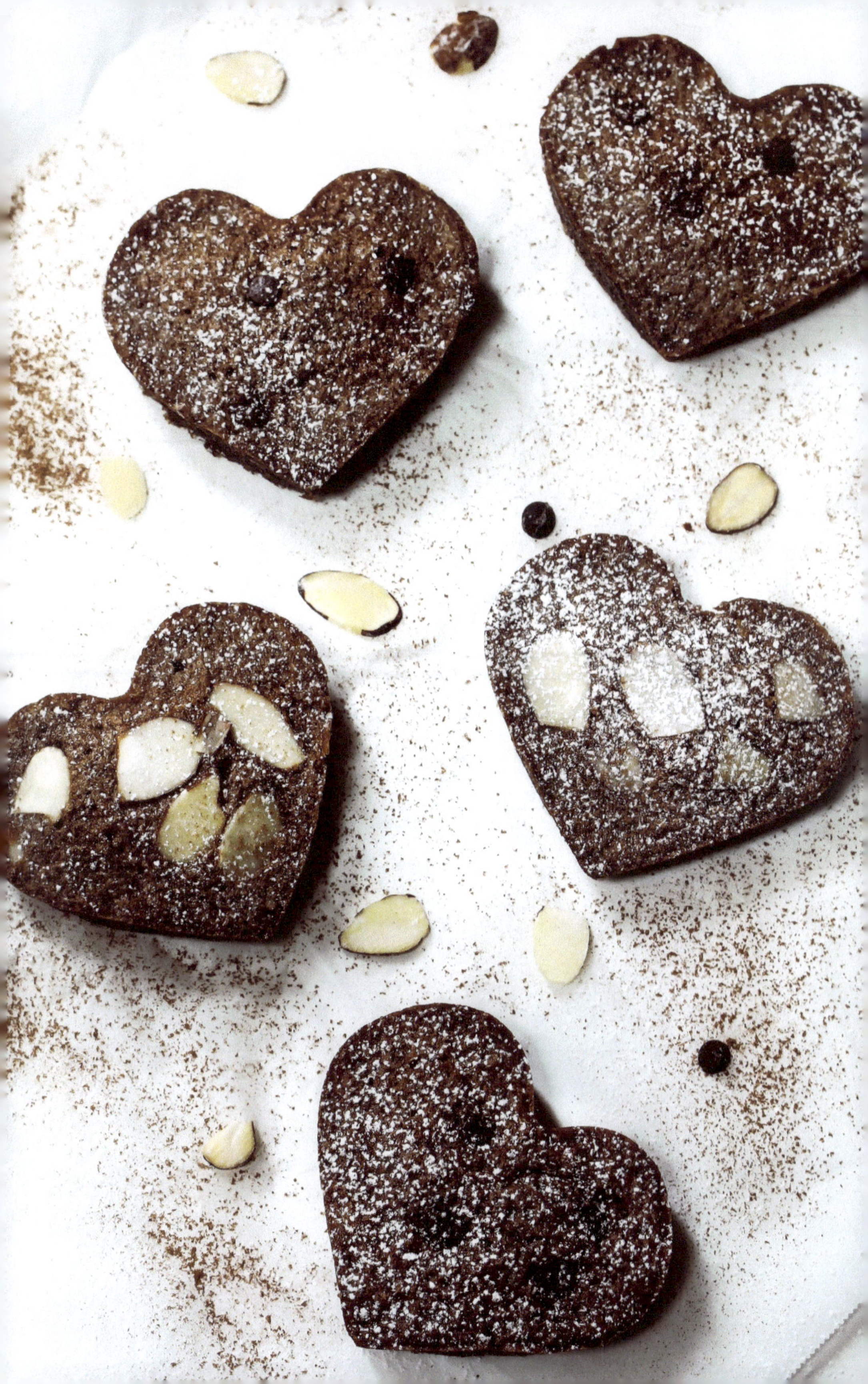

TARTE AUX POMMES

Ingrédients pour la pâte :

- 180g de farine de riz
- 60g de fécule de pomme de terre
- 80g de sucre
- 120g de beurre
- 1 œuf

Ingrédients pour la garniture :

- 4 à 5 pommes, pelées et coupées en fines tranches
- 50g de sucre
- 2 cuillères à soupe de farine de riz
- 1 cuillère à café de cannelle
- 1 cuillère à soupe de jus de citron

Instructions :

1. Préchauffer le four à 180°C.
2. Dans un grand bol, mélanger la farine de riz, la fécule de pomme de terre et le sucre.
3. Ajouter le beurre ou la margarine et travailler le mélange avec les doigts jusqu'à ce que le mélange ressemble à de la chapelure.
4. Ajouter l'œuf et travailler la pâte jusqu'à ce qu'elle forme une boule.
5. Abaisser la pâte et la disposer dans un moule à tarte.
6. Dans un bol séparé, mélanger les pommes, le sucre, la farine de riz, la cannelle et le jus de citron.
7. Verser le mélange de pommes sur la pâte à tarte.
8. Cuire au four pendant 45 à 50 minutes ou jusqu'à ce que la pâte soit dorée et que les pommes soient tendres.
9. Laisser refroidir avant de servir.

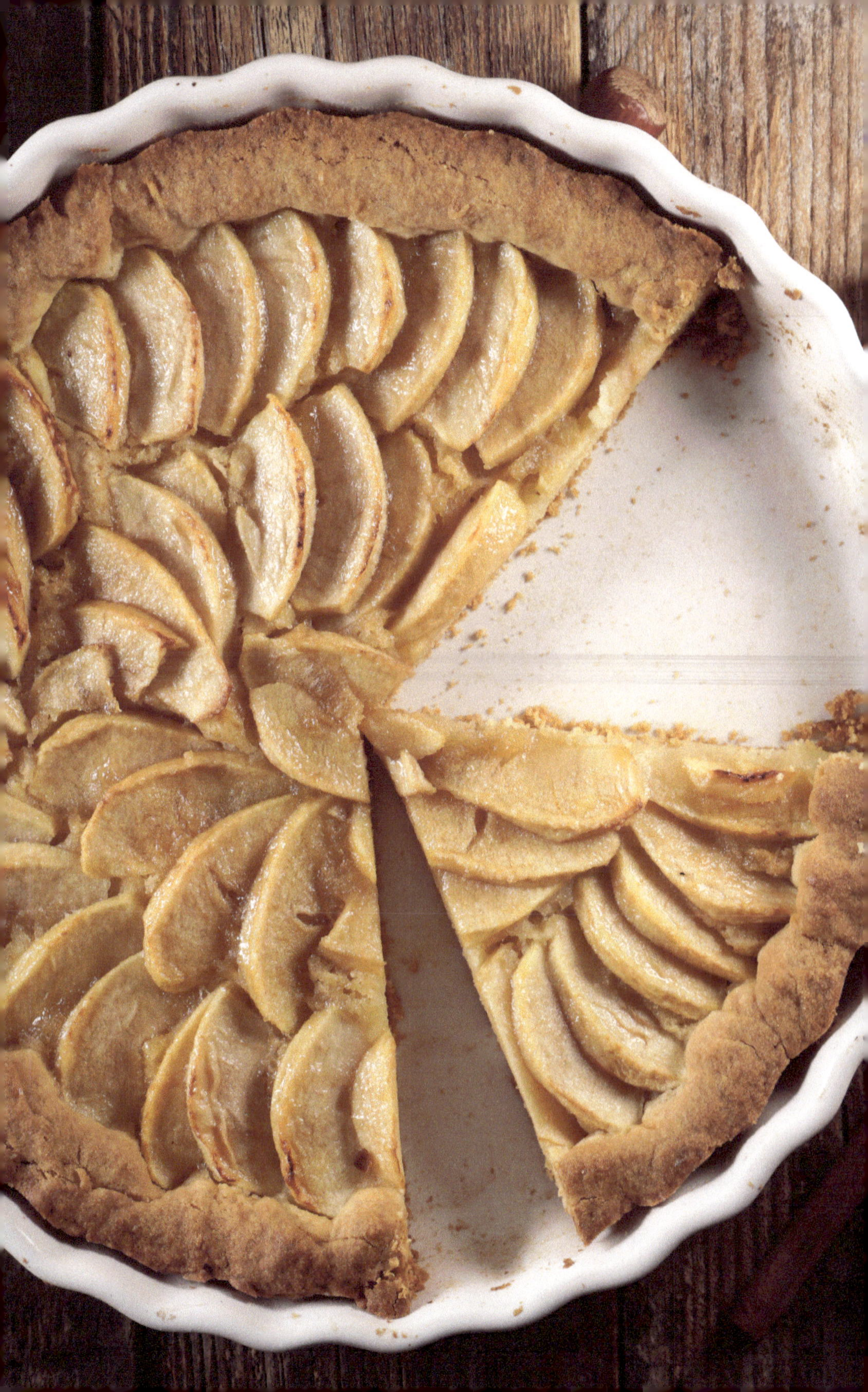

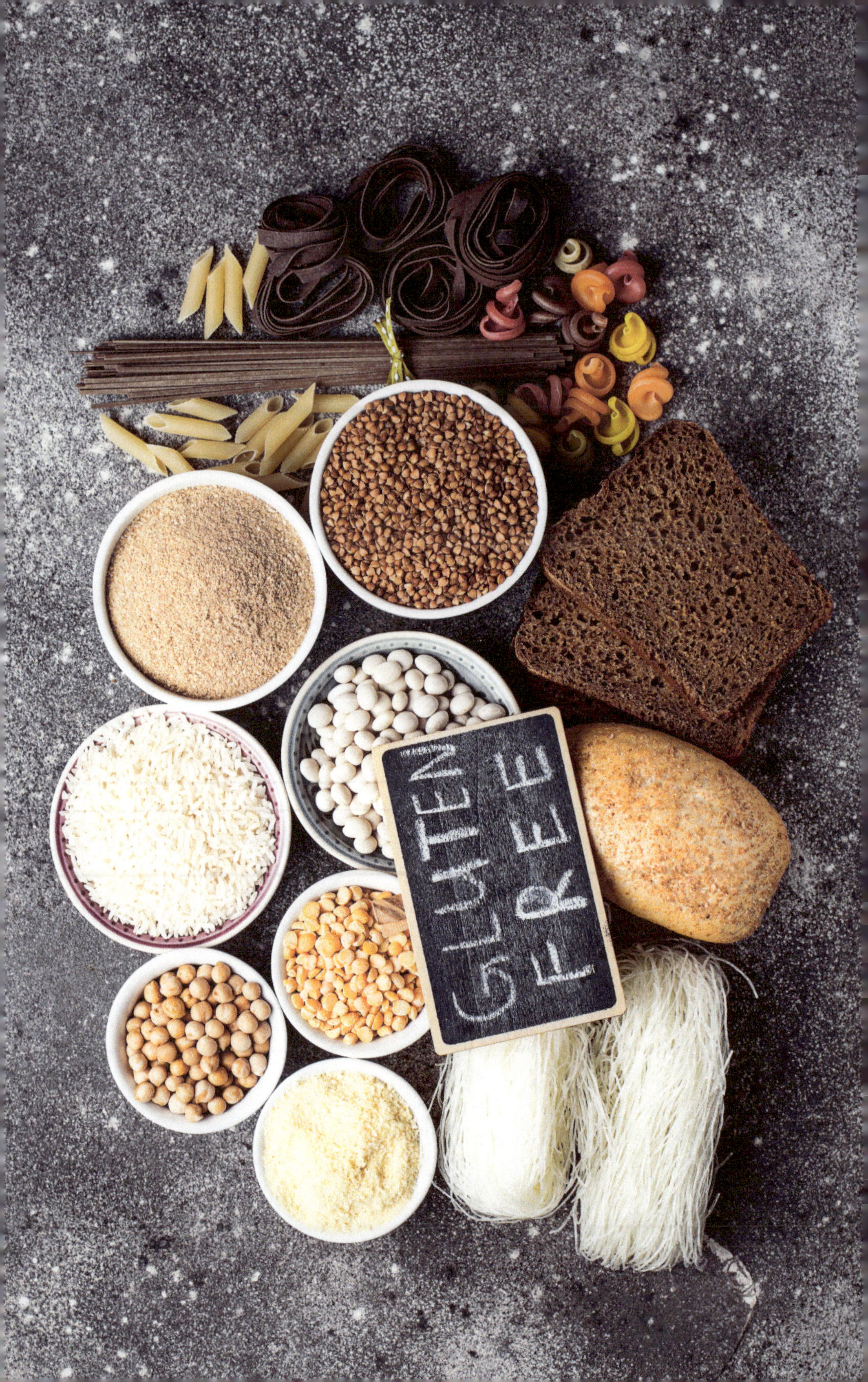

GLUTEN
FREE

LES DÉFIS

Suivre un régime sans gluten peut présenter certains défis, notamment :

- La planification des repas : Pour les personnes atteintes de la maladie cœliaque ou d'intolérance au gluten, il peut être difficile de trouver des aliments sans gluten dans certains magasins ou restaurants. Il est important de planifier à l'avance pour éviter de se retrouver sans options alimentaires. Cela peut impliquer la recherche de restaurants offrant des options sans gluten ou la planification de repas et de collations à l'avance pour les moments où des options sans gluten ne sont pas disponibles. Il est également important de vérifier les étiquettes des aliments et de s'assurer que les aliments ne contiennent pas de gluten caché.

- La socialisation : Les événements sociaux tels que les dîners ou les soirées peuvent être difficiles si les hôtes ne sont pas informés de vos restrictions alimentaires. Il est important de communiquer clairement vos besoins alimentaires à l'avance pour éviter toute confusion ou malentendu. Il est également utile d'apporter vos propres collations ou plats à partager pour vous assurer qu'il y a des options sans gluten disponibles.

- Les coûts : Certains aliments sans gluten peuvent être plus coûteux que leurs équivalents contenant du gluten. Il est important de trouver des moyens de cuisiner à la maison et de trouver des aliments abordables. Cela peut impliquer l'achat d'aliments de base, tels que des fruits et des légumes, ainsi que la recherche de marques ou de magasins offrant des options sans gluten à des prix raisonnables. Il est également important de planifier les repas pour éviter le gaspillage et de conserver les restes pour une utilisation future.

- La tentation : Il peut être tentant de manger des aliments contenant du gluten, surtout si vous n'avez pas de symptômes immédiats. Cependant, il est important de se rappeler les conséquences à long terme de la consommation de gluten pour les personnes atteintes de la maladie cœliaque ou d'intolérance au gluten. La consommation de gluten peut endommager la muqueuse intestinale et entraîner des complications à long terme, telles que des carences nutritionnelles, des troubles digestifs et des problèmes de santé graves. Il est important de se rappeler que la seule façon de gérer efficacement la maladie cœliaque ou l'intolérance au gluten est de suivre un régime sans gluten strict.

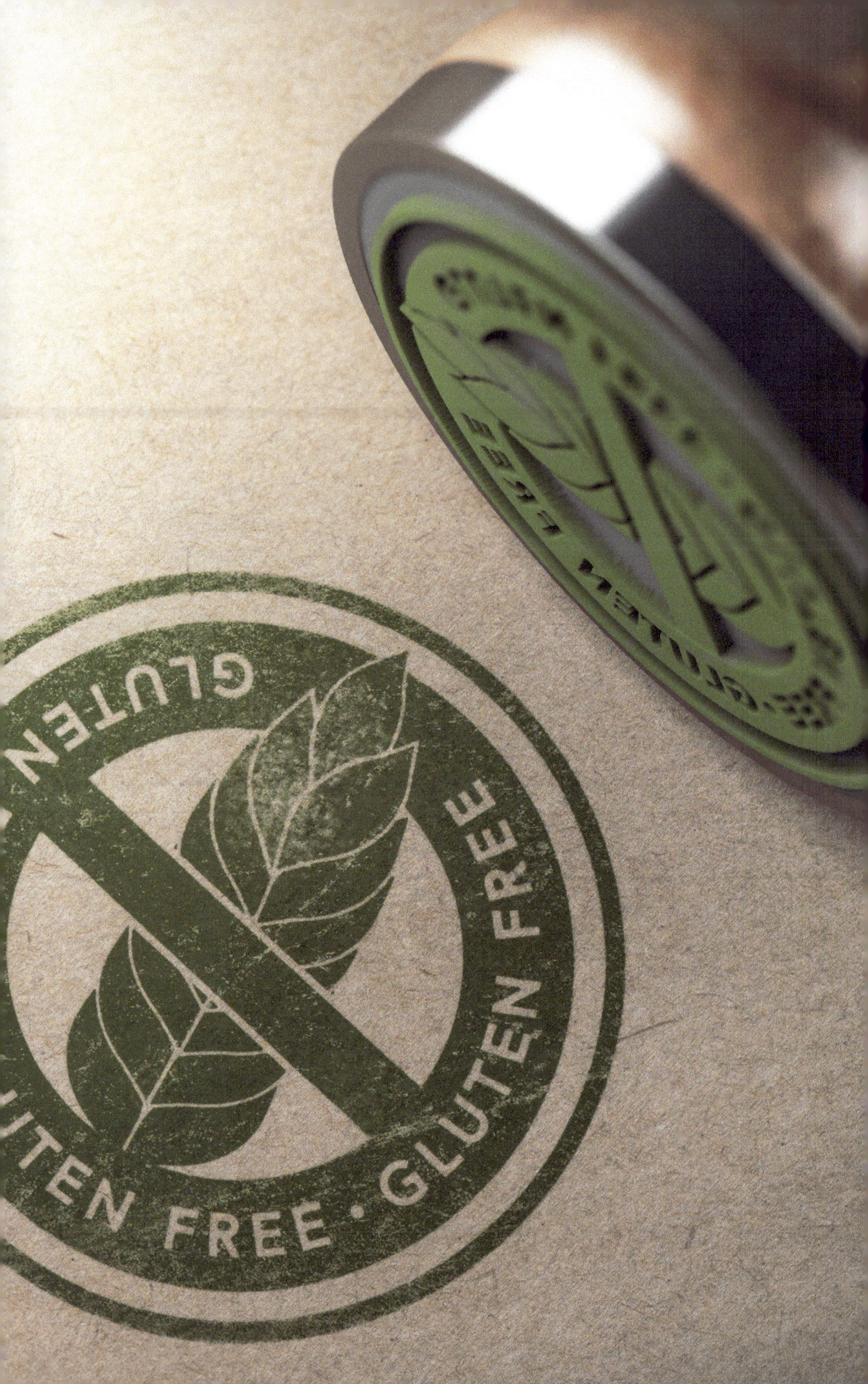

GLUTEN FREE · GLUTEN FREE
GLUTEN FREE

CONCLUSION

En conclusion, suivre un régime sans gluten peut sembler difficile au départ, mais cela peut avoir des avantages significatifs pour la santé, en particulier pour les personnes atteintes de la maladie cœliaque ou d'une intolérance au gluten.

Il est important de comprendre les aliments qui contiennent du gluten et de rechercher des alternatives sans gluten, en utilisant des ingrédients entiers et non transformés autant que possible. De plus, la planification des repas et la communication avec les amis et la famille peuvent aider à surmonter les défis sociaux et financiers.

En fin de compte, le choix de suivre un régime sans gluten dépend de chaque individu et de sa situation de santé personnelle. Si vous pensez que vous pourriez avoir une intolérance au gluten ou la maladie cœliaque, parlez-en à votre médecin ou à un diététicien pour obtenir des conseils professionnels.

MERCI !

Tout d'abord, je tiens à vous remercier pour votre soutien. J'espère que mes livres sont à la hauteur de vos attentes et vous permettent d'atteindre un mode de vie plus sain et plus équilibré.

En tant que coach personnel, je suis heureux de voir de plus en plus de personnes intéressées par l'amélioration de leur santé et de leur bien-être via le sport et l'alimentation. Si vous avez besoin de conseils plus personnalisés pour prendre votre santé en main, je suis là pour vous aider !

N'hésitez pas à me contacter pour discuter de vos besoins et objectifs. Nous pourrons travailler ensemble pour vous aider à atteindre vos objectifs.

Je suis impatient de vous aider à commencer votre parcours de santé et de fitness. Alors, n'hésitez pas à me contacter.

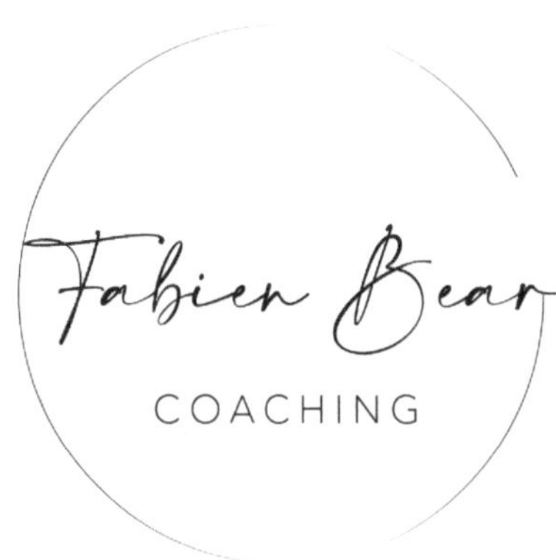

Retrouvez tous mes livres sur Amazon

Votre avis est important pour moi !
Les commentaires et avis de mes lecteurs sont essentiels pour moi, car ils peuvent aider à promouvoir mon livre et à le faire découvrir à un public plus large. Tout commentaire positif que vous pouvez partager serait grandement apprécié. De même, si vous avez des suggestions pour des améliorations futures, je serais ravi de les entendre.
Mon objectif est de fournir un contenu de qualité pour répondre aux besoins de mes lecteurs.
Merci d'avance pour votre aide et votre soutien.

www.fabienbearcoaching.fr

fabien_bear_coaching

 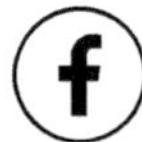 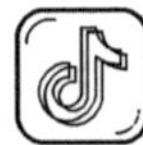